DE

L'HÉMIANOPSIE HORIZONTALE

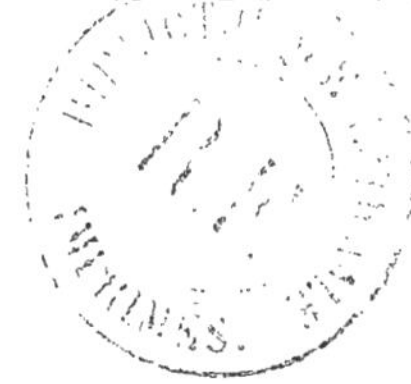

PAR

F. GRAND

Docteur en Médecine

LILLE

IMPRIMERIE & LIBRAIRIE CAMILLE ROBBE

Rue Léon-Gambetta, 209

1897

DE

L'HÉMIANOPSIE HORIZONTALE

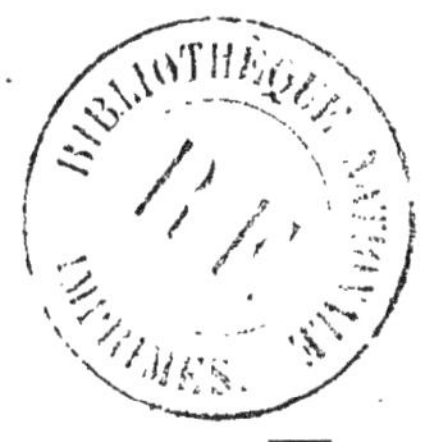

PAR

F. GRAND

Docteur en Médecine

LILLE
IMPRIMERIE & LIBRAIRIE CAMILLE ROBBE
Rue Léon-Gambetta, 209

1897

A MA MÈRE

A MES MAITRES

A MES AMIS

INTRODUCTION

Les travaux des neurologistes contemporains ont fait connaître l'importance du symptôme *hémianopsie* sur les localisations cérébrales.

De nombreux faits sont venus prouver l'hémianopsie verticale homonyme dans les lésions de la bandelette optique, les lésions d'un hémisphère et jusqu'à l'écorce cérébrale. Des schémas ont été construits pour expliquer tous les faits d'hémianopsie et leur coïncidence avec d'autres symptômes cérébraux : hémiplégie, hémianesthésie, aphasie, etc., etc.

Les opinions des neurologistes comme Charcot, Grasset, Seguin, etc., sont si bien admises par tous que l'hémianopsie hétéronyme paraît douteuse à beaucoup. Il faudrait l'expliquer par une lésion très localisée en avant ou en arrière du chiasma.

Quant à l'hémianopsie horizontale, c'est-à-dire perte de la vision supérieure ou inférieure des deux champs visuels, symétrique des deux côtés, elle est très nettement niée par la plupart des auteurs. C'est un rétrécissement du champ visuel par atrophie tabétique, névrite rétrobulbaire, cela aboutit à la cécité, ce n'est pas de l'hémianopsie d'origine cérébrale.

Et cependant quelques faits bien probants prouvent son existence.

J'ai eu l'occasion d'en observer un cas d'origine traumatique à la clinique ophtalmologique de l'hôpital Saint-Sauveur.

Dans une de ses savantes leçons sur l'hémianopsie, mon Maître M. le professeur de Lapersonne a présenté à ses élèves le malade dont l'observation est relatée avec détail dans cette étude.

C'est à la discussion de ce fait que je consacre ce travail sans me dissimuler la difficulté d'interprétation de la pathogénie ; j'ai la conviction que l'hémianopsie horizontale d'origine cérébrale (corticale pourrai-je dire) n'est pas douteuse.

Dans cette étude, je développerai avec soin l'hémianopsie homonyme, ce qui me permettra de poser les principes généraux que l'on retrouve dans toutes les variétés et sur lesquels je ne reviendrai pas lorsque j'aborderai le chapitre relatif à l'hémianopsie horizontale, et, en dernier lieu, de faire connaître les procédés d'investigation, indispensables pour le diagnostic.

Je tiens à remercier, au seuil de ce travail inaugural, mes Maîtres de la Faculté de médecine de leur extrême bienveillance.

J'adresse tout particulièrement l'hommage de ma profonde reconnaissance à mon Maître M. le professeur de Lapersonne, doyen de la Faculté, pour ses généreux conseils, et je le remercie cordialement d'avoir bien voulu accepter la présidence de cette thèse.

HISTORIQUE

C'est par l'hémianopsie fugace que l'on est arrivé à faire entrer dans le cadre nosologique l'affection que je me propose d'étudier. A. Vater et Ch. Heinicke la décrivirent les premiers en 1723 avec une précision vraiment remarquable, devançant ainsi leur époque de plus d'un siècle, et voici, à titre de document, l'explication quelque peu naïve qu'ils en donnaient :

Certum et evictum esse judicamus, fibras utriusque nervi optici, juxta sellam equiam ita decussati, ut tunica retina, in ambobus oculis, in duas partes æquales dividatur. Ex hoc ergo sequitur, vitium aliquod in alterutro cerebri hemisphærio adfuisse, quo nervus opticus lateris affecti, sive obstructus, sive ab extra compressus, officio suo fungi non potuit. Obstructionem in nervo ipso adfuisse credendum vix est, quoniam symptoma cito nimis transiit, ac per intervalla quandoque repetit, uti exemplum tertium, a nobis allatum docet.

Vater et Heinicke donnent à cette singulière affection le nom de *Visus dimidiatus*.

A partir de cette époque, l'histoire de l'hémianopsie

est liée à celle de la structure du chiasma et de l'entrecroisement complet ou incomplet des bandelettes optiques.

En 1723, Abraham Vater publia à Wittemberg trois cas d'hémiopie, et cherchant l'interprétation de ce symptôme, admit l'entrecroisement incomplet des bandelettes optiques au niveau du chiasma et par conséquent l'existence de lésions d'une de ces bandelettes.

En 1762, Demours publia une observation d'hémiopie dont Mme de Pompadour était le sujet, et admettait l'opinion de Vater.

Mais on retrouva une autopsie de Vésale qui vint remettre en question l'hypothèse généralement admise de la décussation partielle des bandelettes optiques. Sur un cadavre, Vésale ne trouva pas de chiasma optique; les bandelettes se continuaient chacune de leur côté avec le nerf optique correspondant, et cependant, la vision avait été normale; Vésale en conclut que les bandelettes optiques s'accolent simplement sans se croiser.

Wolaston attira de nouveau l'attention des médecins sur la cause et la signification du symptôme hémiopie. Comme ses devanciers, il accepta l'hypothèse de la semi-décussation des bandelettes optiques. Il en fut de même d'Arago, de Pravaz, qui reproduisirent les observations de Wolaston et en publièrent de nouvelles

Jusqu'alors, la localisation des lésions qui peuvent produire l'hémianopsie n'avait pas été cherchée; du reste, on n'avait fait que peu d'autopsies; on se contentait d'admettre que la légion siégeait en deça du chiasma optique, sur la bandelette ou dans l'hémisphère cérébral.

Nous sommes donc bien loin, à cette époque, de l'hémianopsie actuelle ; cependant, il serait injuste et inexact de ne pas reconnaître que quelques-uns des auteurs précédents ont admis la possibilité de l'hémianopsie par lésion matérielle de l'encéphale. Ainsi, Wolaston attribue une hémiopie droite latérale à un épanchement comprimant d'une façon permanente la couche optique gauche ; Roguetta rappelle qu'à la propre autopsie de Wolaston qui avait eu de l'hémiopie transitoire, à trois reprises et à de longues distances, on trouva une très grosse tumeur dans la couche optique.

De Graefe faisait, en 1860, à la Société de Biologie de Paris, une communication sur la névro-rétinite descendante, consécutive à un état pathologique (tumeur ou phlegmasies du cerveau), et, voici comment il s'exprimait :

« Cette rétinite diffuse produit rapidement une cécité mono ou bi-latérale. Mais tant que la rétine et le nerf optique ne sont pas intéressés directement, la cécité n'est pas complète. Le seul trouble que l'on peut observer alors est de l'hémiopie mono ou bi-latérale. Il en est de même dans les cas où un foyer hémorragique ou toute autre lésion circonscrite siège soit dans un des corps striés, soit dans une des couches optiques, sans intéresser le nerf optique ou la rétine. En pareille circonstance, il n'y a jamais cécité. L'amblyopie hémiopique mono ou bilatérale et symétrique s'observe, au contraire, communément. »

C'est alors que Charcot, examinant la question au point de vue des troubles oculaires, dans l'hémianesthésie cérébrale et hystérique, fit entreprendre, dans son service, une série de recherches par M. Landolt, et, reprenant cette étude au point de vue des localisations cérébrales, vint combattre la proposition de de Graefe, et, joignant à ses propres observations celles de Türck et les faits expérimentaux de Verpsière, formula la proposition de la façon suivante : « Les lésions des hémisphères cérébraux qui produisent l'hémianesthésie, déterminent également l'amblyopie croisée et non l'hémiopie latérale. Une lésion convenablement localisée, par exemple, sur les pédoncules cérébraux, pourra avoir pour résultat de déterminer, en même temps que l'hémiopie, une hémiplégie motrice, et peut-être l'hémianesthésie ; un foyer hémorragique brusquement développé dans l'épaisseur de la partie postérieure des couches optiques pourrait aussi être suivi des mêmes effets. »

Depuis cette époque, sous l'influence des leçons du maître et des affirmations des anatomo-pathologistes, les observateurs semblent s'être donné le mot pour ne voir que l'hémianopsie verticale, soit homonyme, soit hétéronyme.

Je sais bien que, de temps à autre, quelques faits difficiles à classer d'hémianopsie horizontale ont été publiés, surtout à l'étranger, mais devant ces faits déconcertants et qui menaçaient de remettre en cause toutes les théories admises après tant de vicissitudes et de discussions, sur le trajet intracérébral des fibres optiques, les auteurs, ou bien les ont niés, ou bien ont cherché des explications confuses et peu probantes.

CHAPITRE I

ANATOMIE ET PHYSIOLOGIE

Avant d'aborder mon sujet, je crois indispensable, pour l'intelligence de ce qui va suivre, d'exposer succinctement l'anatomie et la physiologie de la région qui nous occupe

De la rétine où elles prennent naissance, les fibres conductrices des impressions visuelles se rendent d'abord au chiasma, qu'elles abordent par son côté antéro-externe. De là, elles passent dans la bandelette optique qui les amène aux corps genouillés et aux tubercules quadrijumeaux.

L'anatomie pure est impuissante à nous fournir, sur le parcours des fibres optiques, autre chose que ces données, naturellement fort incomplètes. Certains faits cliniques complétés par l'autopsie ont permis aux neurologistes d'édifier une série d'hypothèses ingénieuses que je dois passer en revue

Du globe oculaire au chiasma, les fibres optiques cheminent parallèlement les unes aux autres en formant, par leur ensemble, un cordon compact et indivis, le nerf optique. Arrivées au chiasma, elles se partagent en deux faisceaux : l'un externe, l'autre interne.

Le faisceau externe, s'infléchissant en arrière, longe le bord externe du chiasma et passe dans la bandelette optique correspondante ; c'est le faisceau direct. Le faisceau interne, continuant sa direction initiale, atteint la ligne médiane, s'y entrecroise avec le faisceau homonyme du côté opposé et se jette alors, lui aussi, dans la bandelette optique du côté opposé de l'œil dont il émane ; il est appelé, pour cette raison, faisceau croisé.

Les fibres qui forment le faisceau direct proviennent de la partie externe ou temporale de la rétine et celles qui constituent le faisceau croisé proviennent, au contraire, de la partie interne ou nasale. Comparés entre eux au point de vue de leur volume, ces deux faisceaux sont fort inégaux : le faisceau croisé, le plus considérable des deux, répond approximativement aux deux tiers internes de la rétine ; le faisceau direct répond au tiers externe seulement de cette membrane. La ligne de séparation des deux zones rétiniennes, inervées l'une par le faisceau direct, l'autre par le faisceau croisé, répond à un plan vertical qui passe non par le punctum cœcum, mais bien par la fovea centralis.

A ces deux faisceaux, les auteurs ont ajouté un troisième ordre de fibres dites commissurales et qui constituent la commissure de Gudden Leur trajet est le suivant : parties des corps genouillés d'un côté, elles longent, tout d'abord, d'arrière en avant, le côté interne de la bandelette optique correspondante jusqu'au chiasma. Là, elles s'infléchissent en dedans, croisant transversalement la ligne médiane et s'appliquant alors au côté interne de la bandelette optique du côté opposé, elles retournent aux corps genouillés du côté opposé à celui qui leur a donné naissance.

Chaque bandelette optique se partage au moment d'atteindre les corps genouillés en deux branches que l'on désigne sous le nom de racines blanches du nerf optique ; on les désigne, d'après leur situation respective, en interne et externe.

La racine blanche externe, la plus importante des deux, renferme toutes les fibres optiques de la bandelette, tant celles du faisceau croisé que du faisceau direct. Elle envoie un certain nombre de fibres à la couche optique, notamment au pulvinar ; mais la plus grande partie se rend au corps genouillé externe, et de là, par l'intermédiaire du bras antérieur, au tubercule quadrijumeau antérieur.

La racine blanche interne, plus petite que la précédente, est la continuation directe du faisceau commissural de Gudden et ne renferme aucune fibre optique proprement dite Elle disparaît dans le corps genouillé interne et aboutit secondairement, par l'intermédiaire du bras postérieur, au tubercule quadrijumeau postérieur.

Il en résulte que les corps genouillés externes et les tubercules quadrijumeaux antérieurs (testes) sont les seuls vrais aboutissants des faisceaux direct et croisé du nerf optique.

En 1882, Stilling a décrit, sous le nom de *racine*

descendante du nerf optique, un certain nombre de faisceaux qui se détachent de la bandelette optique, un peu en arrière du corps genouillé, et disparaissent ensuite dans la masse du pédoncule cérébral pour suivre, à partir de ce point, les trajets les plus divers. Un certain nombre de ces fibres se rendraient au noyau d'origine du moteur oculaire commun et continueraient vraisemblablement la voie afférente des mouvements réflexes du muscle ciliaire et des fibres de l'iris ; d'autres gagneraient le pédoncule cérébelleux supérieur, et de là le cervelet, devenant ainsi une racine cérébelleuse. Le reste des faisceaux se condenserait en deux cordons dont l'un, racine protubérancielle, viendrait se perdre dans la substance grise de la protubérance et l'autre, racine bulbaire, descendrait jusqu'à l'olive du bulbe.

La lame sus-optique ou racine grise recouvre la face supérieure du chiasma et lui adhère intimement ; mais ses relations sont encore mal élucidées. Meynert a décrit à la partie supérieure de cette lamelle, au niveau du point où elle se continue avec le tuber cinereum, deux petits amas de cellules nerveuses, un de chaque côté, qu'il considère comme un véritable ganglion et qu'il appelle *ganglion optique basal*.

D'après lui et Huguenin, ce ganglion donnerait naissance à un faisceau de fibres qui se jetterait dans le nerf optique et de là gagnerait la rétine. S'il en était ainsi, ces fibres deviendraient une racine directe du nerf optique.

Les fibres optiques, issues du pulvinar, du corps

genouillé externe et du tubercule quadrijumeau antérieur, semblent converger tout d'abord vers la partie postérieure de la capsule interne et s'y condenser en un faisceau unique, le faisceau optique intra-cérébral ou faisceau sagittal de Wernicke. Indépendamment de ces fibres efférentes ganglionnaires, ce faisceau paraît contenir un certain nombre de *fibres directes* qui semblent provenir directement de la bandelette, sans s'interrompre comme les précédentes dans les ganglions.

Ainsi constitué, le faisceau optique intra-cérébral s'infléchit en arrière et suit, à partir de ce point, un trajet analogue à celui du faisceau sensitif. Il longe le côté externe du prolongement postérieur du ventricule et finalement se perd dans l'écorce du lobe occipital. Le cuneus et les parties postérieures des circonvolutions voisines paraissent être ses principaux aboutissants et constituer par conséquent le centre cortical de la vision ou centre psycho-optique.

Il paraît démontré, en effet, que la destruction de cette partie de l'écorce s'accompagne de troubles visuels et amène progressivement et successivement la dégénérescence du faisceau intra-cérébral du même côté, ainsi que l'atrophie de la couche optique, du corps genouillé externe et du tubercule quadrijumeau antérieur correspondant.

Muschold, un des premiers, entreprit une série d'expériences en vue des localisations cérébrales des impressions sensitives. Il employa simultanément la méthode de Goltz (action d'un jet d'eau) et la destruction corticale par la curette. Il n'obtint aucun résultat des lésions de la région antérieure du cerveau, tandis que les lésions plus ou moins limitées de la partie postérieure entraînaient constamment des troubles visuels du côté opposé

Ferrier reprit ces expériences et chercha à exciter, à l'aide de courants induits, les différentes régions de l'écorce, puis à les enlever pour vérifier les résultats de l'excitation.

D'abord, il admettait cinq centres sensitifs pour : le tact, l'odorat, la vue, l'ouïe et le goût, tous situés en dehors des lobes occipitaux ; l'ablation de ces lobes restant sans effets sur les sens. Les centres sensitifs auraient été compris dans la région pariéto-temporale ; le centre de la sensibilité, dans la région de l'hypocampe, celui du goût et de l'odorat dans la partie antéro-inférieure des circonvolutions temporo-sphénoïdales (subiculum), celui de l'ouïe dans la partie postérieure des deux premières temporo-sphénoïdales.

Quant au centre des sensations visuelles qui nous occupent spécialement, Ferrier les localisait tout d'abord dans le pli courbe ; mais, de nouvelles recherches l'ont conduit à admettre l'existence d'une zone visuelle un peu diffuse et comprenant les plis angulaires et les lobes occipitaux

« Nous avons trouvé, dit Ferrier, chez le singe, que la seule lésion capable de produire une perte complète et permanente de la vision est la destruction totale du gyrus angulaire et des lobes occipitaux des deux côtés. »

Pour Munck, l'écorce du lobe occipital est chez le

chien, comme chez les autres animaux, le centre psycho-optique. L'extirpation complète de l'écorce de tout lobe cérébral postérieur, y compris celle de la face interne de toute la profondeur de la grande fente cérébrale, produit une véritable hémianopsie, c'est-à-dire une insensibilité de chaque rétine dans la partie située du côté opéré. Seulement, la portion rétinienne insensible est beaucoup plus large dans l'œil opposé à l'extirpation, et, de plus, elle y comprend l'endroit de la vision la plus distincte. Il ne reste sur ce dernier œil qu'une petite portion temporale de la rétine qui fonctionne encore, de même que la rétine du côté opéré n'est insensible que dans une petite portion temporale. Un petit segment temporal de la rétine est donc inervé par le lobe occipital du même côté, tandis que la plus grande partie interne ou nasale de la rétine est inervée par l'hémisphère du côté opposé.

Au lobe occipital gauche, par exemple, se rendent donc les fibres sorties d'une petite portion temporale de la rétine gauche, et, de plus, celles qui sont sorties de la plus grande portion nasale de la rétine droite. Ces terminaisons corticales des fibres optiques sont disposées en mosaïque à peu près comme les terminaisons rétiniennes des fibres, et cela de la manière suivante : L'extirpation corticale bornée au centre du lobe occipital rend insensible dans l'œil du côté opposé l'endroit de la vision la plus distincte. Une extirpation partielle d'un centre psycho-optique contre la grande fente cérébrale rend insensible la portion interne de la rétine opposée, celle qui est située en dedans de l'endroit rétinien le plus sensible. Une extirpation partielle de la portion externe du centre optique produit la cécité de la portion temporale de la rétine du même côté. Il y aurait, de plus, un espace de transposition d'entrecroisement des fibres provenant du même œil, transposition en vertu de laquelle les fibres internes sur la rétine seraient externes dans l'écorce cérébrale.

Enfin, les fibres supérieures de la rétine seraient, d'après Munck, antérieures dans l'écorce, et les éléments rétiniens inférieurs seraient reliés aux parties inférieures (postérieures) du lobe occipital.

Il résulte, en effet, de ses nombreuses expériences que les chiens auxquels on a enlevé la partie antérieure et ceux à qui on a extirpé la partie postérieure de la région visuelle gauche, présentent, lorsqu'on leur a bandé l'œil gauche, une attitude frappante dans leur maintien et leurs mouvements.

Les premiers, tout en maintenant la tête dans une situation normale, la portent en bas parfois jusque par terre; les autres, au contraire, la relèvent et la portent en haut.

Les premiers fixent la personne qui est devant eux ou la viande qu'on leur présente, en levant faiblement le museau; les autres en enfonçant la tête dans les épaules et souvent aussi en faisant un mouvement de recul.

Pour prendre un morceau de viande placé par terre, les premiers avancent la tête lentement et horizontalement, presque au ras du sol; les autres se précipitent dessus en quelque sorte en faisant un mouvement brusque de la tête de haut en bas.

En résumé, les chiens auxquels la partie antérieure de l'hémisphère gauche a été extirpée cessent de voir les objets par la partie supérieure de la rétine, tandis qu'au contraire, si la partie inférieure a ete enlevée, ils cessent de voir par la partie inférieure de la rétine.

CHAPITRE II

DÉFINITION

L'hémianopsie, dit Abadie, est un trouble fonctionnel caractérisé par la suppression de la moitié du champ visuel.

C'est un des symptômes les plus importants des lésions encéphaliques, car, contrairement à la névrite optique, il permet, comme nous le verrons, par la suite, de localiser d'une façon précise le siège de certaines de ces lésions.

La perte d'une moitié du champ visuel a été successivement appelée du nom de *visus dimidiatus*, hémiopie ; ce dernier, encore employé par un grand nombre d'auteurs et de médecins, paraît, au premier aspect, répondre parfaitement à ce qu'il doit désigner ; mais il prête à confusion, car on ne tarde pas à se demander s'il s'applique à la moitié absente du champ visuel ou bien s'il vise la moitié de la rétine qui fonctionne encore.

Cette confusion doit disparaître, parce qu'elle rend la lecture pénible, et qu'elle peut donner lieu à de fausses interprétations, si l'on y prend garde.

Ferdinand Monoyer a eu, le premier, l'idée de substituer

le nom d'hémianopsie à celui d'hémiopie, dans une note parue au bas de la page 247 du t. LV (1866) des *Annales d'oculistique.* Aussi, ai-je été fort surpris de constater que M. le Professeur Panas, dans son excellent *Traité des maladies des yeux*, attribue le terme d'hémianopsie à un Allemand, le Dr Hirschberg, dont la communication date de 1877.

Je dois ajouter que l'hémianopsie vraie, quelle que soit sa variété, est toujours de cause intra-crânienne ; elle atteint toujours les deux yeux à la fois et en même temps, c'est-à-dire que, dans chaque œil une des moitiés du champ visuel est supprimée.

Enfin, l'hémianopsie est un symptôme fixe, permanent, définitif, et par là se distingue du scotome à forme hémianopsique.

Des variétés de l'hémianopsie.

L'hémianopsie peut se présenter sous différents aspects : tantôt la portion du champ visuel, qui manque, correspond à la moitié droite ou gauche de chaque rétine ; l'hémianopsie qui en résulte est dite : *latérale*, *homonyme*, *correspondante ;* tantôt, au contraire, ce sont les deux moitiés latérales du champ visuel qui sont en défaut ; l'hémianopsie est alors *temporale*, les deux moitiés internes du champ visuel de chaque œil étant perdues on a l'hémianopsie *nasale*. Enfin, les deux moitiés inférieures ou supérieures du champ visuel venant à faire défaut, on se trouve en présence d'une hémianopsie horizontale. Je dois ajouter toutefois que cette dernière variété, qui fait l'objet de ce travail, a été méconnue par la plupart des auteurs, qui ne lui ont pas encore accordé droit de cité dans le cadre nosologique.

Je vais étudier succinctement les faits d'hémianopsie homonyme et hétéronyme ainsi que leur pathogénie, afin de souligner les différences essentielles qui les distinguent de l'hémianopsie horizontale.

Hémianopsie homonyme.

Que le début ait lieu d'une façon brutale, sans avertissement, ou bien que des symptômes de ramollissement, de tumeur cérébrale, jouent le rôle de phénomènes prémonnitoires, l'hémianopsie peut être constaté dès l'abord si le malade recouvre rapidement ou conserve l'usage de ses sens.

Le malade qui a perdu une moitié de son champ visuel est extrêmement troublé au début ; les objets lui paraissent tous brisés par le milieu et une moitié latérale seulement en est apparente De là des troubles considérables dans les moindres actes de la vie ; ainsi la démarche est gênée, hésitante, par crainte d'accidents ; ou bien des chutes et des chocs contre les objets voisins en sont la conséquence. Mais c'est surtout dans la lecture que le défaut du champ visuel apparaît avec tous ses inconvénients, car les mots semblent coupés en deux.

Plus tard, quand les malades sont habitués à ce défaut du champ visuel, ils en corrigent l'inconvénient en détournant la tête de côté pour placer ce qui leur reste de leur rétine normale au centre de l'espace qui peut embrasser leur regard. Cependant la lecture est toujours difficile, surtout quand l'hémianopsie est à gauche, parce qu'il leur est impossible de lire à l'avance les mots qui sont placés à droite. Au contraire, dans l'hémianopsie droite, la difficulté vient de ce que pour passer d'une ligne à l'autre, le sujet est obligé de tourner tout à fait la tête

En un mot, tout ce qui est situé du même côté que le défaut du champ visuel cesse d'être aperçu. L'anesthésie de la membrane nerveuse est complète et les phosphènes correspondants sont eux-mêmes perdus.

Périmètre. — Quand on veut apprécier d'une façon exacte une hémianopsie quelconque, même un scotome, il faut avoir recours à un instrument appelé *périmètre*.

L'instrument dont nous nous servons à la clinique a été imaginé par M. le professeur de Lapersonne.

Il se compose d'un arc dépassant un peu 90°, ayant 30 centimètres de rayon et pouvant, par sa rotation, engendrer une demi-sphère. Cet arc périmétrique est en cuivre et sur sa face postérieure sont marquées les divisions en degrés ; la face tournée vers le sujet est en caoutchouc durci, sa largeur est de 6 centimètres.

Le long de cet arc peut se déplacer le curseur ; celui-ci est composé d'une plaque de métal noirci au centre de laquelle s'ouvre une fenêtre carrée. Un bouton caché pour le malade permet de faire varier un volet depuis la fermeture complète de la fenêtre jusqu'à un carré d'un centimètre de côté : un petit vernier indique, en millimètres, la longueur du côté, et par conséquent la surface du carré. Le curseur contient, dans son intérieur, un disque

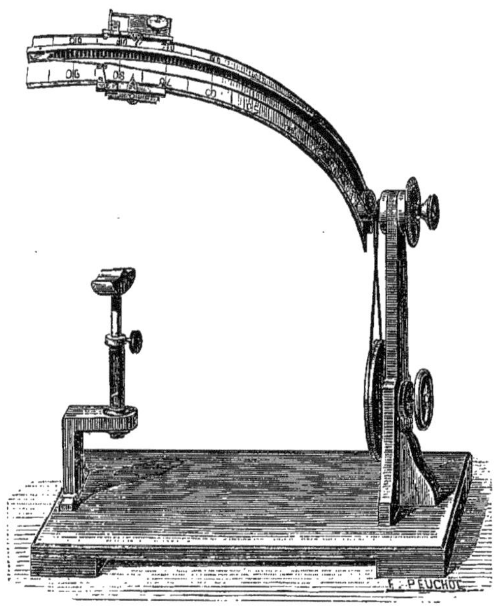

portant six cercles colorés en blanc, gris, rouge, vert, jaune et bleu. Ces couleurs sont en effet suffisantes pour les besoins de la clinique, mais on pourrait en augmenter facilement le nombre Les cercles peuvent être amenés successivement en face de la fenêtre carrée : une petite ouverture, pratiquée sur la face opposée, permet à l'observateur de savoir toujours quelle est la couleur présentée au sujet. Le disque est disposé comme celui des ophtalmoscopes à réfraction : de petits arrêts indiquent à quel moment le cercle coloré répond, centre pour centre, avec la fenêtre. Enfin, le déplacement facile du curseur, le long de l'arc, est assuré par quatre petites roues placées aux angles.

Le mécanisme qui permet ce déplacement est très simple. Une corde sans fin, attachée au curseur, passe dans une poulie située à l'extrémité de l'arc, et se réfléchit d'autre part sur deux petites poulies au niveau du sommet de l'arc. Devenue verticale, la corde s'enroule sur une large roue de bois noir fixée sur le pied du périmètre, et elle revient enfin à son point de départ. L'observateur met cette roue en mouvement au moyen d'une manivelle placée derrière le pied de l'appareil.

Telle est, dans ses lignes principales, la disposition de ce nouveau périmètre qui permet, en quelques minutes, d'explorer avec soin tout le champ visuel pour le blanc et les couleurs. L'observateur, assis en face du malade, en même temps qu'il surveille la position de la tête et la direction du regard, fait varier la place du curseur, et très rapidement il peut faire arriver les différentes couleurs. Il peut présenter une surface plus ou moins grande, depuis un jusqu'à 10 millimètres carrés.

L'œil à examiner doit fixer invariablement le point marqué au sommet de l'arc, tandis que l'autre est recouvert par la main du malade.

L'arc du périmètre étant placé dans un plan déterminé, l'explorateur fait avancer le curseur progressivement de la périphérie vers le sommet. Celui-ci arrête le mouvement au moment où le malade reconnaît l'objet, il lit le chiffre de la division en degrés et l'inscrit sur une feuille de papier préparée à cet effet.

Lorsque la limite du champ visuel a été déterminée pour le méridien vertical, par exemple, et, marquée par un point sur la feuille, on dispose l'arc dans un autre méridien et on détermine pour celui-ci comme pour le précédent, le point auquel l'objet placé dans le curseur a été vu par le malade. Il ne reste plus qu'à réunir par un trait continu les différents points marqués pour avoir le tracé complet du champ visuel.

Pour s'assurer de l'existence d'un scotome, le curseur est amené, la fenêtre fermée, vers le quinzième degré environ en dehors du point de fixation, sur l'axe horizontal. Le volet est ouvert, petit à petit, et on demande au malade s'il distingue le blanc qui lui est présenté : on note les dimensions qu'il faut donner à l'ouverture ; on referme le volet et on répète la même expérience pour les différentes couleurs. On peut ainsi, en tenant compte, bien entendu, de la tache aveugle de Mariotte, reconnaître l'existence d'un scotome, ayant moins d'un quart de degré périmétrique.

Pour mesurer l'étendue du scotome, il faut partir de la périphérie, la fenêtre grande ouverte. Il est bon, lorsque la couleur a été reconnue, de diminuer la surface et de n'avoir plus qu'un carré de 3 à 4 millimètres de côté ;

on pourra apprécier, d'une façon plus exacte, les limites du scotome.

Je donne ci-dessous, à titre d'exemple, un diagramme d'hémianopsie homonyme droite. Le malade dont il s'agit a été atteint d'hémianopsie à la suite d'ictus apoplectique.

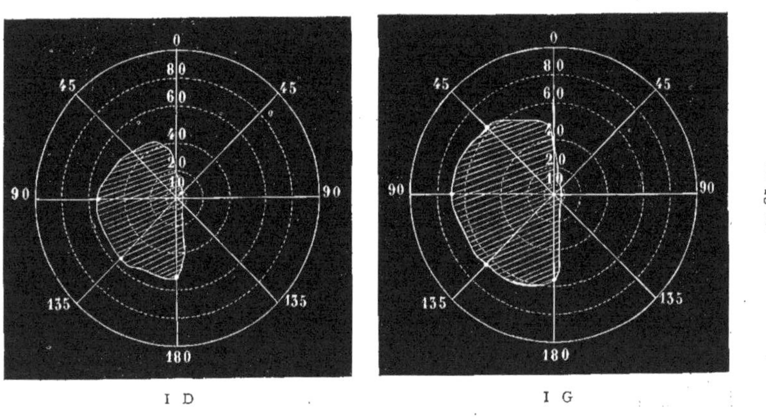

0
80
60
40
20
10
45
45
90
90
135
135
180
0
80
60
40
20
10
45
45
90
90
135
135
180

I D

I G

Je crois devoir donner également un deuxième diagramme concernant un malade de la clinique ophtalmologique de St-Sauveur, le sieur A..., âgé de 64 ans, et qui est atteint d'hémianopsie gauche.

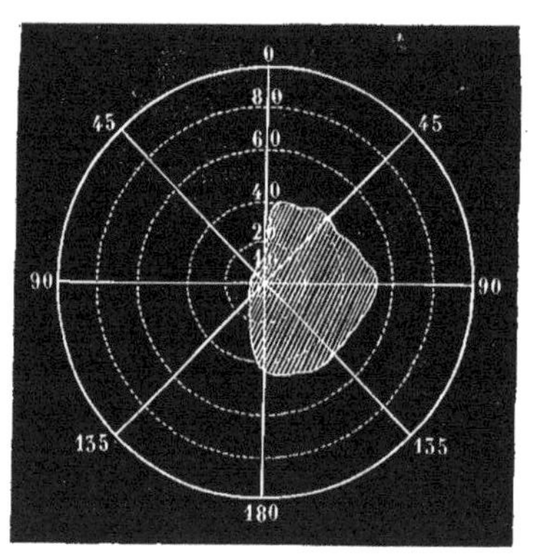

0
80
60
40
20
45
45
90
90
135
135
180

0
80
60
40
45
45
90
90
135
135
180

I D

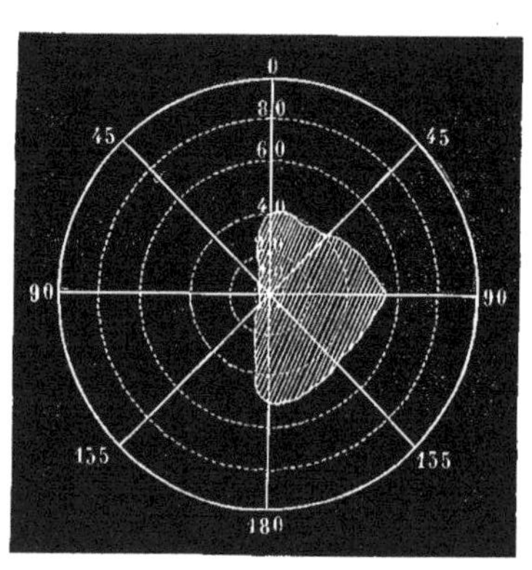

I G

Dans l'hémianopsie, le champ visuel, pour les *couleurs*, suit exactement, dans la plupart des observations, les mêmes modifications que celui de la lumière blanche. Son exploration est de la plus haute importance, car elle peut faire reconnaître des défauts qui passeraient inaperçus sans cela. Les couleurs doivent être normalement perçues par toutes les parties de la rétine qui sont demeurées sensibles, sauf les cas d'hémiachromatopsie.

L'acuité visuelle *centrale* est conservée presque à l'état normal, et, si elle a beaucoup diminué au début, il est rare qu'elle ne remonte pas plus tard.

L'examen ophtalmoscopique ne donne qu'un résultat négatif. Toutes les fois que l'on y trouve, surtout au début, des lésions atrophiques du fond de l'œil, il faut accuser autre chose et songer à la névrite.

A côté des symptômes fondamentaux, que je viens de passer en revue, il s'en trouve d'autres, développés à la faveur de la lésion qui produit le trouble visuel, et variant suivant son siège.

Je cite simplement :

1° *L'hémiplégie*, soit complète, soit sous forme de parésie, dans les cas où la maladie a débuté par un ictus apoplectique.

2° *Paralysie faciale isolée*, ou *paralysie oculaire*, *déviation conjuguée* et *blépharoptose*.

Dans ces cas, on assigne à la lésion, comme siège, le lobule paracentral et son voisinage.

3° *L'aphasie*, qui a surtout été signalée concurremment avec l'hémianopsie droite ; c'est qu'alors la lésion déterminante se rapproche, par son étendue plus ou moins considérable, de la place occupée par la troisième circonvolution frontale gauche.

4° *Hémianesthésie.*

Dans ce cas, la lésion siège dans la capsule interne.

Hémianopsie hétéronyme temporale.

Cette forme de l'hémianopsie est rare, tout au plus en rencontre-t-on, d'après Mauthner, un cas sur cent. Ici, c'est la portion externe ou temporale de chacun des champs visuels qui va faire défaut.

« Au début, dit M. Panas, il s'agit d'une lacune qui, située latéralement en dehors du point de fixation, gagne rapidement la moitié temporale du champ visuel. D'autres fois, l'affection s'annonce par une cécité complète, laquelle rétrocède et aboutit à une hémianopsie temporale. Toujours est-il qu'à l'inverse de la variété homonyme, celle-ci offre une tendance marquée à envahir la totalité du champ visuel binoloculaire et à se terminer par atrophie optique. »

Je ne m'étendrai pas davantage sur cette affection qui est encore très discutée et que je n'ai personnellement jamais observée.

Hémianopsie hétéronyme nasale.

Cette affection, qui est encore plus rare que la précédente, est caractérisée par l'absence de vision dans la moitié interne du champ visuel de chaque œil.

Presque tous les auteurs lui refusent le droit à l'existence et adoptent l'opinion de M. Schweigger qui en fait : « des scotomes latéraux. » Charcot en fait une amblyopie croisée. « Ce genre d'hémianopsie, dit M Panas, offre les mêmes irrégularités que la forme temporale. Jusqu'à présent, les cas qui s'y rapportent ne dépassent pas une douzaine, encore en est-il de contestables. »

Anatomie pathologique.

Pour expliquer cette paralysie sensorielle, Charcot a proposé depuis longtemps déjà un schéma qui se trouve dans tous les traités classiques et qu'il est inutile de reproduire ici. On peut aisément se rendre compte que toutes les lésions destructives qui intéressent dans leur continuité les conducteurs optiques, depuis leur sortie du chiasma jusqu'à leur centre cortical, amènent fatalement la paralysie d'une moitié des deux rétines, et par cela même, la suppression de la moitié du champ visuel. Les fibres optiques qui ne sont pas entrecroisées dans le chiasma (faisceau direct) s'entrecroisent dans le cerveau au delà de leur noyau interrupteur. De cette façon, le nerf optique subit un entrecroisement total, et l'on comprend sans peine alors qu'une lésion siégeant dans le lobe occipital intéressera toutes les fibres optiques de l'œil du côté opposé et amènera par cela même de l'amblyopie croisée.

Une lésion, par exemple, siégeant dans l'hémisphère gauche, déterminera la paralysie de la moitié externe de l'œil gauche et de la moitié interne de l'œil droit. Un pareil trouble fonctionnel est la conséquence naturelle de la semi-décussation que subit le nerf optique intra-cérébral; chaque centre psycho-optique possédant à la fois des fibres provenant des deux yeux : les fibres externes ou temporales de l'œil correspondant, les fibres internes ou nasales de l'œil du côté opposé.

Mais si le schéma de Charcot explique nettement l'amblyopie croisée, que l'on observe parfois à la suite d'une lésion cérébrale, il est en complet désaccord avec les faits d'hémianopsie qui surviennent dans les mêmes conditions anatomo-cliniques.

M. Lannegrace a essayé par une hypothèse ingénieuse d'expliquer cette espèce de caprice des lésions corticales qui engendrent, tantôt de l'hémianopsie, tantôt de l'amblyopie croisée. Pour lui, tout dépend du siège de la lésion. Cette lésion intéressera-t-elle le centre psycho-optique proprement dit, c'est-à-dire, cette portion de l'écorce où viennent aboutir les véritables conducteurs des impressions visuelles, l'hémianopsie en sera toujours la conséquence. Quant aux lésions qui amènent l'amblyopie croisée, elles siègent non pas dans le centre psycho-optique, mais à côté dans une autre partie de l'écorce qui tient sous sa dépendance les mouvements extrinsèques et intrinsèques de l'œil, ainsi que sa sensibilité générale.

On conçoit sans peine que le globe oculaire, privé de ses mouvements et de sa sensibilité, devienne inhabile à recueillir des impressions aussi délicates que le sont les impressions visuelles : de là, l'amblyopie.

Je dois ajouter que M. Féré a construit également un schéma dans lequel il fait figurer dans chaque nerf optique, en outre du faisceau direct et du faisceau croisé, un troisième ordre de fibres qui, parties du centre de la rétine, s'entrecroisent dans le chiasma et se rendent ensuite, par la racine grise, dans la région de l'écorce éloignée des autres origines des fibres optiques. Il expliquerait ainsi ce fait clinique que dans l'hémianopsie et dans l'amblyopie croisée qui surviennent à la suite de lésions siégeant en arrière du chiasma, la vision centrale est en général conservée.

Toute cause capable d'interrompre la continuité des fibres optiques, ai-je dit, depuis leur origine jusqu'au chiasma, est à même de donner naissance à l'hémianopsie.

Ce sont pour la portion centrale des racines optiques, toutes les lésions qui peuvent atteindre les centres nerveux, hémorragies dans la substance blanche ou dans la substance grise de l'écorce ou des ganglions, en rapport avec l'appareil des sensations visuelles, foyers de ramollissement, embolies et tromboses, inflammations de la substance cérébrale ou des méninges, tumeurs solides ou cystiques, traumatismes, contusions, fractures, projectiles défonçant la boite crânienne.

Tantôt c'est une exostose de la base du crâne, tantôt ce sont des productions de diverses natures, gommes, pachyméningites, etc. Les tumeurs que l'on rencontre le plus fréquemment en dehors des produits de la syphilis, sont les sarcomes purs ou mélangés d'autres éléments, le glionne, etc.

Briquet a le premier indiqué l'influence de l'hystérie. « Chez quelques hystériques, dit-il, l'amaurose n'intéresse qu'une partie de la rétine, et le plus ordinairement l'une des moitiés ; les malades ne voient alors que les objets qui peignent leurs images sur son côté sain, tout un côté des corps qui se trouvent dans le champ de la vision étant inaperçu. »

M. Galezowski s'est également occupé de cette question et il attribue l'hémianopsie d'origine hystérique à un spasme vasculaire de la région des centres optiques (corps genouillés spécialement).

CHAPITRE III

HÉMIANOPSIE HORIZONTALE

C'est en vain qu'on recherche dans la littérature ophtalmologique française une description de l'hémianopsie horizontale. La distribution anatomique intra-cérébrale des fibres optiques admise par les auteurs ne permet pas la discussion, et, toutes les observations publiées jusqu'à ce jour se rapportent à l'hémianopsie homonyme verticale.

Cependant, la clinique avait fait observer, mais timidement, que certains cas, bien observés, se prêtaient mal à une classification un peu étroite, et qu'à côté de l'hémianopsie verticale il pourrait bien y avoir place pour la variété horizontale.

Peine perdue. Voici, au surplus, comment s'exprime M. le professeur Panas à son sujet :

« Lorsqu'on analyse les faits qui s'y rapportent, on ne tarde pas à se convaincre que l'on a à faire à des scotomes situés en haut ou en bas plutôt qu'à des hémianopsies véritables. Ce qui nous confirme dans cette idée, c'est le rétrécissement à peu près constant de la partie périphérique du champ visuel, et, l'existence non moins fréquente de l'atrophie papillaire. Ajoutons qu'il est difficile de concilier ces hémianopsies avec la distribution admise des fibres dans la rétine, surtout lorsque l'hémianopsie supérieure ou inférieure est bornée à un seul œil. Pour nous, il s'agit presque toujours de névrite optique rétrobulbaire partielle. »

A côté de cette opinion nettement hostile, je crois devoir donner également l'appréciation de MM. Wecker et Landolt :

« Trois ou quatre cas de lacunes dans les champs visuels ont été décrits sous le nom d'hémianopsie *supérieure* ou *inférieure*. Ils méritent encore moins leur nom que les hémianopsies hétéronymes dans le sens horizontal. Les auteurs se sont trouvés en présence de processus névritiques par causes intracrâniennes, qui, le plus souvent, ont occasionné des défectuosités des deux champs visuels en haut, défectuosité qui s'est transformée peu à peu en amaurose complète. Knapp a observé de même des lacunes inférieures des champs visuels, dans des cas de névrite et d'atrophie du nerf. Il s'agit évidemment là de processus névritiques partiels un peu irréguliers, ayant rétréci les champs visuels, surtout en bas et en haut. Des hémorragies rétiniennes donnent également lieu à des irrégularités des champs visuels qui ont été mentionnés sous cette rubrique Mauthner et Schweigger citent cependant des cas de lacunes du champ visuel en haut, avec une acuité visuelle normale et sans anomalie du fond de l'œil; mais c'est là une exception très rare. »

J'ai eu l'occasion d'observer longuement à la clinique ophtalmologique de l'hôpital Saint-Sauveur un cas remarquable d'hémianopsie inférieure, et, sous l'impulsion de mon maître, M. le Professeur de Lapersonne, j'ai pensé qu'il y aurait quelque intérêt à grouper les rares observations d'hémianopsies horizontales nettement constatées jusqu'à ce jour, et d'en discuter la valeur séméiologique.

Je remercie cordialement M. Wertheimer, Professeur de physiologie, de son bienveillant concours, pour la traduction des auteurs allemands que j'ai dû consulter à ce sujet.

J'ai tout d'abord compulsé les travaux de de Graefe et voici comment s'exprime le savant ophtalmologiste :

« Une hémianopsie supérieure et inférieure des deux yeux, sans résultat à l'ophtalmoscope, est une grande rareté, tandis que l'hémianopsie passagère de nature hystérique se produit plus souvent.

L'explication la plus simple dans la première forme que j'ai observée, en est que les nerfs sont comprimés par un produit pathologique soit par en haut, soit par en bas. »

Graefe a donc observé cette affection, très rarement il est vrai, et, d'après lui, l'hémianopsie inférieure ou supérieure ne saurait être mise en doute.

A côté de cette opinion, Wiethe a publié une observation d'hémianopsie horizontale avec autopsie qui est absolument concluante :

Il s'agit d'un homme de 75 ans, qui, à la suite d'une chute sur la nuque, perdit du sang par la bouche, le nez et les oreilles. Quatre mois après, il survint une double hémianopsie supérieure sans achromatopsie, ni altération du fond de l'œil. A l'autopsie on trouva les artères du cerveau athéromateuses, d'anciens foyers apoplectiques dans le lobe pariétal gauche et temporal droit, et, de la pachyméningite chronique au niveau de la couche optique gauche, du noyau lenticulaire droit et du lobe frontal du même côté, jusqu'au sillon olfactif correspondant. Contre toute attente, le chiasma, les nerfs et les bandelettes optiques n'offraient aucune altération.

Il est bien évident que dans ce cas on devait exclure la névrite et que les symptômes d'hémianopsie horizontale se présentaient avec une netteté indéniable.

Mauthner a publié également une observation très concluante d'hémianopsie horizontale développée à la suite d'une tumeur cérébrale.

Schweigger a observé deux cas d'hémianopsie supérieure, sans altération du fond de l'œil.

« Il s'agit, dans le premier, d'un malade de la Charité, âgé de 32 ans, qui, examiné au périmètre, en 1874, présentait une lacune à la partie supérieure du champ visuel. L'acuité visuelle centrale était normale et il n'y avait aucune altération du fond de l'œil appréciable à l'ophtalmoscope. Au commencement du mois d'avril 1876, la situation était restée la même. Cette lacune comprenait toute la partie supérieure du champ visuel. »

Bien que Schweigger ne prononce pas le mot hémianopsie devant cette affection qu'il observait pour la première fois, il est incontestable que les symptômes en font un cas indéniable d'hémianopsie horizontale.

Le deuxième cas publié par Schweigger est également concluant, malgré les altérations qui furent constatées sur la rétine :

« Une dame R... vint se faire traiter, en février 1875, pour des troubles de la vision, qu'elle ressentait depuis le mois de décembre 1874. Examinée à l'ophtalmoscope, il fut constaté, à gauche, une hémorragie de la rétine dans la région de la macula : L'œil droit, déjà atteint depuis trois ans, présentait des lésions de la choroïde au niveau de la macula, perceptibles à l'ophtalmoscope. Il est probable que cet œil avait été atteint, lui aussi, d'hémorragies rétiniennes, au niveau de la macula, ainsi que le prouve la flexuosité des vaisseaux de la rétine. L'acuité visuelle centrale égale 1/70.

» En même temps, on constatait un rétrécissement bilatéral du champ visuel, en haut, qui fut dessiné au périmètre »

Schweigger ajoute : « Les lésions du fond de l'œil ne peuvent expliquer cette lacune complète du champ visuel supérieur, ni nous permettre d'en rechercher la cause dans une lésion de la base du crâne, ainsi que le démontre l'état général du sujet qui est excellent. Il est plus vraisemblable de penser qu'une lésion double du nerf optique a produit cette hémiopie. Les lésions que nous avons constatées à l'ophtalmoscope ne sont pas, en effet, de nature à expliquer cette lacune du champ visuel, car nous avons rencontré souvent des hémorragies rétiniennes, et nous n'avons jamais constaté d'hémiopie chez ces malades. »

L'explication donnée par Schweigger n'est pas acceptable, car une légion du nerf optique aurait engendré de la névrite, affection appréciable à l'ophtalmoscope. Peu importe, du reste de l'explication donnée par l'auteur, ce que je veux retenir, ce sont les faits cliniques qui, eux, sont indiscutables.

Les observations d'hémianopsie horizontale sont rares, il est vrai, mais est-ce une raison pour nier cette affection ? Faut-il, avec M. Panas, la rejeter du cadre nosologique, sous prétexte : « qu'il est difficile de concilier ces hémianopsies avec la distribution admise des fibres dans la rétine » ? ou même adopter l'opinion de Charcot, qui niait la possibilité de cette anomalie déconcertante, pour laquelle son schéma, si laborieusement imaginé, n'était point fait ?

Je ne l'ai point pensé, et, à côté de la condamnation sans appel prononcée par les auteurs français, j'ai substitué la discussion. J'ai, du reste, été aidé et encouragé dans cette voie, par mon maître, M. le Professeur de Lapersonne, qui a bien voulu me donner la première observation inédite de cette étude :

Il s'agit d'une malade nettement hystérique, qui a présenté, à plusieurs reprises, des accidents albuminuriques, puis, à un moment donné, fut atteinte brusquement de rétrécissement périphérique du champ visuel, avec hémianopsie inférieure. Au bout de 95 jours, le tracé du diagramme s'est modifié, tout en restant au-dessus de la ligne horizonta'e. A ce moment, lorsque la malade veut lire, elle porte le livre en haut, et présente une hésitation à la marche qui est tout à fait caractéristique.

L'acuité visuelle centrale est restée bonne et le sens

des couleurs est conservé dans la partie sensible de la rétine. Pas de lésion du fond de l'œil. Cet état a persisté pendant plusieurs semaines, puis enfin a complètement disparu.

C'est bien là le caractère de l'hémianopsie hystérique. Je sais bien que Charcot a déclaré que l'hémianopsie n'existait pas dans l'hystérie et a enseigné que dans ce cas les troubles de la vision consistaient uniquement en une achromatopsie et un rétrécissement concentrique du champ visuel avec diminution de l'acuité visuelle. D'autre part, M. Féré déclare avoir fait l'examen campimétrique de toutes les hystériques qui se sont présentées à la consultation de la Salpêtrière pendant l'année 1881 et n'avoir jamais trouvé que le rétrécissement concentrique du champ visuel.

Cependant de nombreux auteurs, et non des moindres, ont réussi à faire admettre aujourd'hui comme un fait acquis à la science l'hémianopsie chez les hystériques.

« Chez quelques hystériques, dit Briquet, l'amaurose n'intéresse qu'une partie de la rétine, et, le plus ordinairement, l'une des moitiés latérales, soit l'externe : et alors les malades ne voient que les objets qui peignent leurs images sur son côté sain, tout un côté des corps qui se trouvent dans le champ de la vision étant inaperçu. »

Mauthner a examiné un grand nombre d'hystériques et ses conclusions sont en tout conformes aux précédentes. Voici au surplus une observation qu'il décrit avec quelques détails :

« Antonia Eislar est examinée le 14 août 1879 : les pupilles réagissent normalement aussi bien isolément qu'ensemble. A gauche, soi-disant amaurose : lorsqu'on couvre l'œil droit, la malade, assise sur une chaise, se penche toujours vers la droite et en arrière. A droite : acuité visuelle centrale 3/36, la moitié latérale du champ visuel manque entièrement. Pour ce qui est de la moitié médiane, le champ est libre directement en haut et en dedans et en bas, mais il est restreint en bas, de même qu'en dedans et en haut. L'ophtalmoscope ne révèle rien d'anormal. »

M. Galezowski, qui s'est occupé tout spécialement de cette question, a fait publier dans son service un certain nombre d'observations très probantes en faveur de l'hémianopsie, et voici une de celles qui m'ont le plus vivement frappé :

« A l'examen de la dame N..., on constate une hémiopie interne de l'œil gauche, avec une diminution de l'acuité visuelle dans tout le champ visuel. Cette dame ne distingue, en outre, aucune couleur de l'œil gauche, tandis que de l'œil droit, elle distingue parfaitement toutes les nuances des couleurs.

» Pour l'œil gauche, il n'y a que le blanc, le noir et le gris qui existent, toutes les couleurs apparaissent soit blanches, soit grises ou noires, suivant qu'elles sont plus ou moins foncées.

» A l'examen ophtalmoscopique fait en présence de M. Charcot, nous n'avons rien trouvé ni dans la papille ni dans la rétine. La papille est tout aussi rouge et normale du côté malade que du côté sain Le fait d'hémiopie latérale et d'insensibilité pour les couleurs a déjà été observé par nous dans les attaques hystériques avec une insensibilité complète de toute une moitié du corps. »

Pour en finir avec ce sujet qui n'est plus guère discuté que par quelques disciples attardés de Charcot, je citerai l'opinion de M. Pitres qui déclare qu'il a rencontré dans sa pratique quelques cas d'hémianopsie latérale chez les hystériques, et il ajoute : « Dans ce cas, l'une des deux moitiés latérales de la rétine est anesthésique. Le champ visuel est dès lors diminué de moitié, le malade ne percevant que les images formées sur la région sensible de la rétine. »

L'hémianopsie étant admise dans l'hystérie, je donne ci-après le diagramme de l'affection de la malade dont j'ai parlé. On constatera en effet un rétrécissement périphérique ainsi que de l'hémianopsie droite et inférieure.

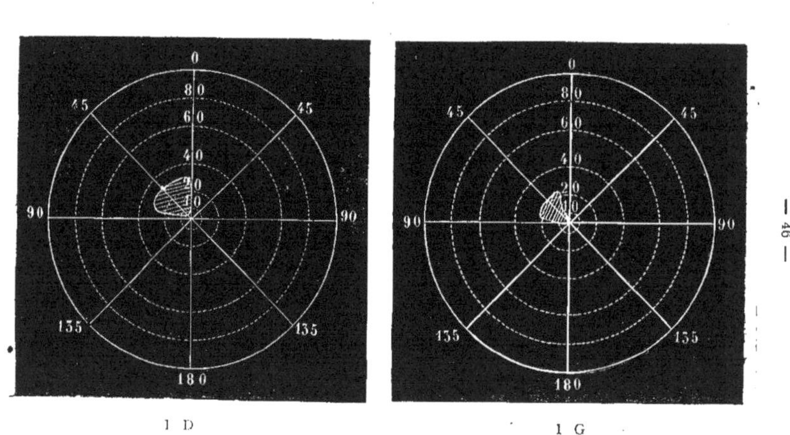

1 D

1 G

Il est bon de faire observer toutefois qu'aucun auteur ne décrit d'hémianopsie horizontale dans l'hystérie, car tous les cas publiés jusqu'à ce jour se rapportent uniquement à l'hémianopsie verticale.

Le second cas d'hémianopsie horizontale dont je vais parler avec quelques détails est de nature traumatique et à ce point de vue offre un intérêt de premier ordre. Je demande la permission de m'y étendre longuement.

Voici l'observation du malade que j'ai examiné avec soin à la clinique ophtalmologique de l'hôpital St-Sauveur :

P..., Zéphir, âgé de 42 ans, chef de train à la compagnie du Nord, est marié et père de deux enfants dont l'aîné, âgé de 14 ans, est affligé d'une tumeur blanche du genou, et l'autre âgé de 8 ans se porte bien. Le malade a encore son père âgé de 73 ans, jouissant d'une excellente santé. Sa mère est morte il y a environ 10 ans, il ne peut donner aucun renseignement sur la nature de la maladie qui a occasionné sa mort, sa femme se porte bien.

Comme antécédents, le malade accuse une variole légère à l'âge de 17 ans. Il a fait un congé de 5 ans dans l'infanterie et a été libéré avec le grade de sous-officier. Pendant son service militaire, il n'a pas eu une seule indisposition, ni maladies vénériennes.

P..., qui est au service de la Compagnie depuis le mois d'octobre 1879, est d'une sobriété excessive quoique habitant la région du Nord, puisqu'il n'absorbait, jusqu'au jour de son accident, qu'un petit verre de liqueur par jour dans son café. Interrogé au point de vue de l'intoxication nicotinique, il m'a déclaré qu'il était « un fumeur ordinaire » puisqu'il ne fumait avant l'accident qu'un paquet de tabac de trente centimes tous les deux jours.

Je lui ai demandé s'il n'avait jamais ressenti de douleurs fulgurantes, s'il n'était pas sujet aux vertiges, si sa marche avait toujours été normale, s'il n'avait jamais ressenti de troubles oculaires et si ses digestions étaient bonnes. Ses réponses nettes et précises me permettent d'affirmer qu'il jouissait avant l'accident dont je vais parler d'une excellente santé.

Dans la nuit du 17 juillet 1895, P.... qui était de service, rangeait les colis dans la première voiture du train en marche de Busigny à Cambrai, lorsqu'à 1500 mètres de la gare de Caudry, par suite de circonstances qu'il ne peut préciser, il fut précipité dans le vide. Il était une heure du matin. Relevé quelques heures plus tard et trouvé sans connaissance, il fut transporté à l'hôpital de Cambrai dans cet état et placé dans le service de M. le docteur Ronnaux qu'on fit prévenir immédiatement. Celui-ci trouva son malade dans le coma le plus absolu, avec abolition des mouvements et de la sensibilité. Le pouls était très lent et la peau froide. L'opération fut pratiquée d'urgence et on trouva d'abord un énorme épanchement sous-cutané à la région occipitale qui fut ouvert largement par une incision cruciale. La plaie étant déblayée de ses caillots, le crâne apparut fracassé sur une étendue de 8 à 10 centimètres carrés. Les esquilles furent enlevées, ce qui mit à découvert un nouvel épanchement sanguin sous-osseux. La dure-mère, décollée sur une vaste étendue, était intacte.

Le docteur Ronnaux, après s'être assuré à l'aide d'un stylet porté tout autour du décollement sous-crânien qu'il ne restait plus aucune esquille pouvant faire compression ou blesser les méninges, sutura la peau du crâne. Huit jours après, cet habile chirurgien obtenait la guérison de son malade.

P.... se ranima le jour même de l'opération et au coma succéda une agitation passagère qui n'alla pas jusqu'au délire. La sensibilité perdue les deux premiers jours revint rapidement ainsi que la mémoire.

Le malade n'a pas été atteint de fracture de la base du crâne ; le goût, l'odorat, l'ouïe sont revenus avec la sensibilité générale. Pas de paralysie, seule la vision a été abolie totalement pendant toute la durée de son séjour à l'hôpital de Cambrai. Sa femme, qui passait de longues heures à son chevet, devait le conduire par la main pendant sa rapide convalescence.

Frappé de ce phénomène, le docteur Ronnaux examina son malade à l'ophtalmoscope avant son départ et ne trouva aucune lésion du fond de l'œil, ni des milieux, et dans la relation qu'il a bien voulu m'adresser, il ajoute : « J'ai, depuis, revu P.... à son retour de Paris où il s'est fait appliquer une plaque protectrice sur le crâne et je l'ai trouvé considérablement amélioré ; mais il conserve encore quelque chose de vague dans le regard, et, s'il existe actuellement une hémianopsie horizontale, elle est certainement de cause cérébrale, car, jamais il n'y a eu de décollement de la rétine, ni d'altération du fond de l'œil. »

De retour à Lille, où il habite, le malade s'est présenté, le 28 août suivant, à la clinique ophtalmologique de l'hôpital Saint-Sauveur.

M. le Professeur de Lapersonne procéda alors à son examen, et à l'aide du périmètre dont j'ai déjà parlé, constata qu'il était atteint d'un rétrécissement périphérique irrégulier du champ visuel ainsi que d'hémianopsie horizontale inférieure.

Je donne ci-dessous le premier diagramme qui est résulté de ces constatations.

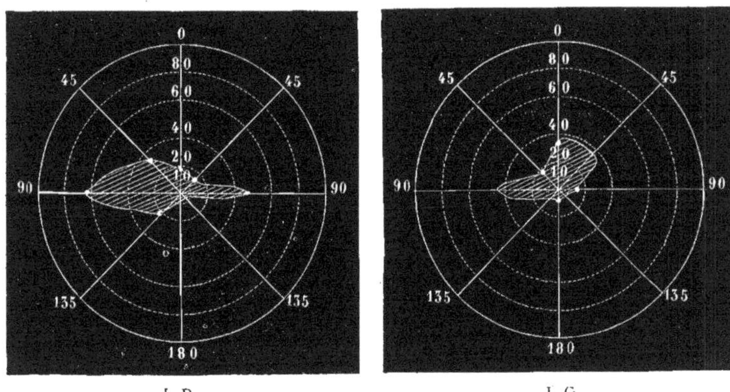

0
80
45
45
60
40
20
10
90
90
135
135
180
0
80
45
45
60
40
20
10
90
90
135
135
180

I D

I G

M. le Professeur de Lapersonne put se convaincre, en outre, que le malade n'était atteint d'aucun trouble sensitif ou sensoriel, sauf en ce qui concerne la vision. Le fond de l'œil fut trouvé normal et l'acuité visuelle centrale conservée, ainsi que le sens des couleurs dans la partie sensible de la rétine.

Le malade fut alors traité par les pilules de Strychnine : une de 1 milligramme par jour, et, par les courants continus, et, voici la série des diagrammes qui ont été pris jusqu'au 7 février 1896, permettant de suivre pas à pas les progrès de la guérison.

Diagramme du 12 Septembre 1895

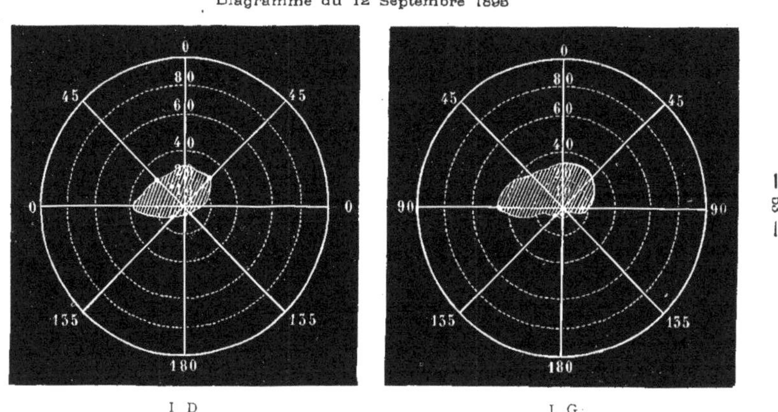

I D

I G

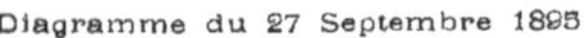
Diagramme du 27 Septembre 1895

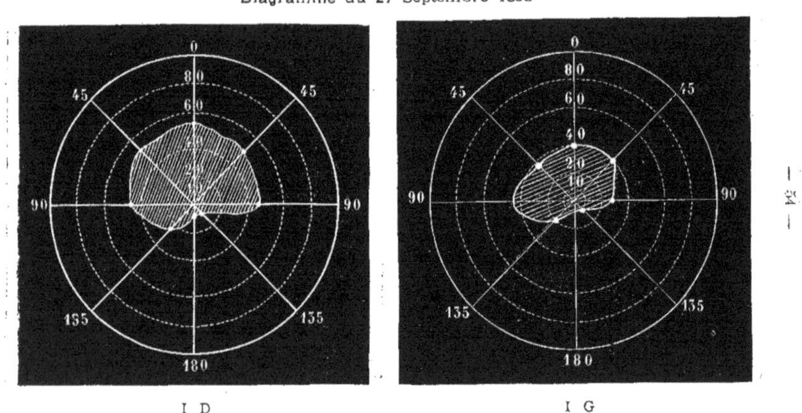

I D

I G

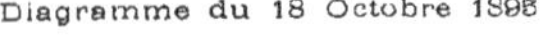

Diagramme du 18 Octobre 1896

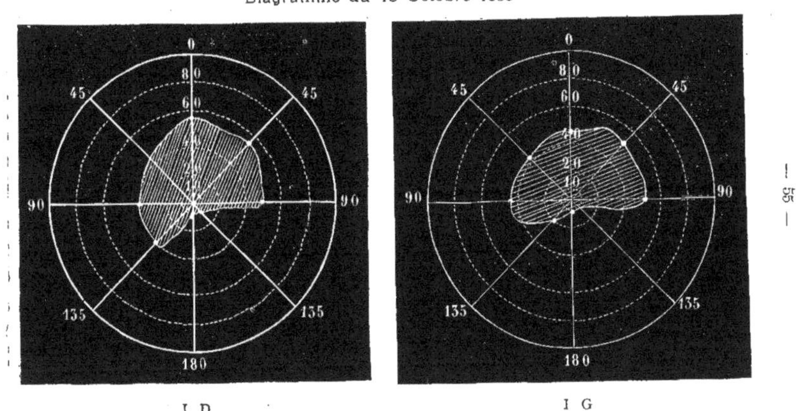

I D

I G

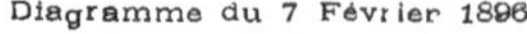
Diagramme du 7 Février 1896

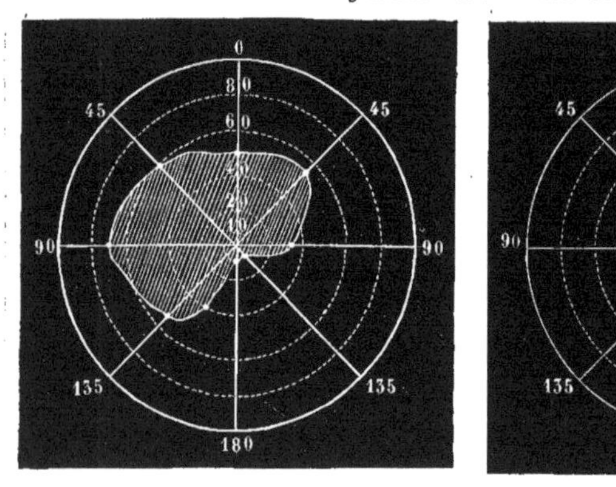

I D

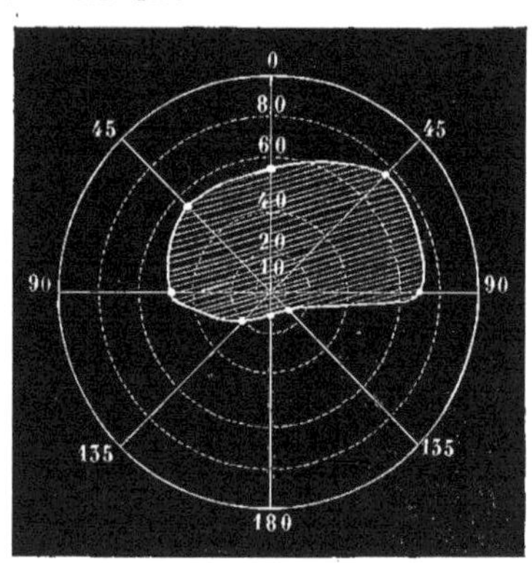

I G

Lorsqu'au mois de Janvier 1897, mon maître, M. le Professeur de Lapersonne, eut bien voulu attirer mon attention sur le cas qui nous occupe, j'examinais, à mon tour, P..., et je pris moi-même, le 5 février suivant, le diagramme que je reproduis ci-dessous.

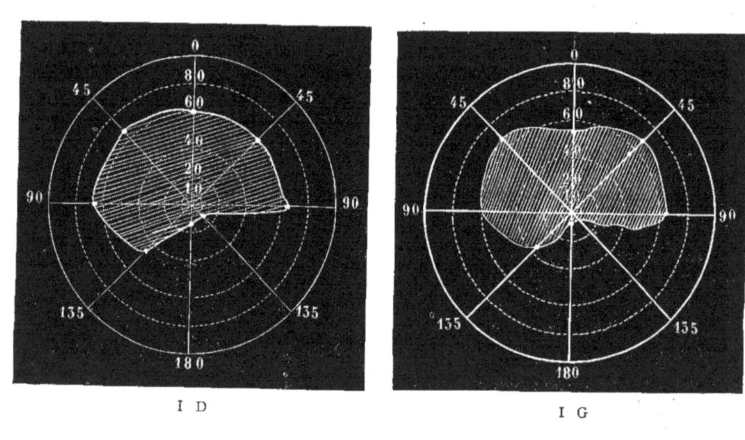

I D

I G

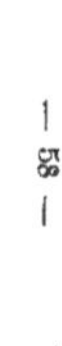

Il est facile de se rendre compte à la seule inspection que l'affection du malade est restée à peu près stationnaire malgré le traitement, et que nous nous trouvons bien en présence d'une hémianopsie horizontale. Poussant mes investigations plus loin, j'ai constaté, en outre, que l'acuité visuelle centrale est normale, et que le sens des couleurs est conservé sur les parties sensibles de la rétine.

Le malade ne présente, en outre, aucun symptôme d'intoxication, soit alcoolique, soit nicotinique. Il est bon d'ajouter, toutefois, qu'il a cessé de boire de l'alcool et de fumer depuis son accident.

J'ai recherché avec soin s'il présentait quelques stigmates pouvant faire croire au tabes, mes investigations ont été négatives ; d'autre part, le malade n'est point syphilitique et je n'ai rien constaté d'anormal, soit au poumon, soit au cœur. A l'analyse, ses urines sont normales. La sensibilité générale et spéciale est intacte ; le goût et l'odorat sont conservés et l'ouïe a toute sa finesse. Enfin, les réflexes tendineux, pharyngien et pupillaires existent normalement. Au premier abord, on est frappé de l'attitude spéciale du sujet, ancien sous-officier, habitué à se tenir très droit, qui maintenant est affaissé, la tête dans les épaules et la face en avant, comme s'il cherchait à diminuer sa taille déjà au-dessous de la moyenne. C'est que ne voyant pas par la partie supérieure de la rétine, il embrasse, par ce moyen, un espace plus considérable.

La marche est incertaine, hésitante et contraste vivement avec les affirmations du malade qui prétend y voir parfaitement. C'est, qu'en effet, c'est un point très curieux de cette singulière affection qui fait que les malades ne se doutent pas de la défectuosité de leur champ visuel, l'acuité visuelle centrale étant restée excellente.

Si le malade veut lire, il porte instinctivement le livre en haut et lorsqu'on lui ordonne de ramasser un objet, il opère un plongeon en avant, tout à fait inquiétant pour son centre de gravité.

J'ai suivi P... à son insu à sa sortie de la clinique, j'ai constaté que sa démarche est lourde et tâtonnante, les jambes sont écartées et le haut du corps porté en avant. S'il veut monter sur le trottoir, il lève la jambe beaucoup plus qu'il ne conviendrait ; il ne heurte personne.

La plaie qu'il porte au sommet du crâne est vaguement éliptique, mesurant huit centimètres de grand axe et six pour le petit ; son bord antérieur est situé à vingt et un centimètres de la racine du nez sur le plan sagittal et son bord postérieur à cinq centimètres de la protubérance occipitale externe. Sur un plan perpendiculaire au précédent et passant par les apophyses mastoïdes, son bord gauche est situé à douze centimètres de l'apophyse correspondante, et son bord droit à seize centimètres de l'autre apophyse.

Elle est dirigée de gauche à droite et d'avant en arrière et intéresse le tiers postérieur des deux pariétaux et une large portion de l'occipital.

DISCUSSION

Le malade est-il un simulateur ? — Je ne le pense pas ; bien plus, étant donné les circonstances, je suis en mesure d'affirmer que ce n'est pas possible.

Et d'abord, P... n'a demandé aucune indemnité à la Compagnie du Nord, qui l'a gardé à son service en lui donnant un emploi sédentaire. D'autre part, le dernier diagramme de son champ visuel, pris par M. le Professeur de Lapersonne, et qui date du 7 février 1896, est identique à celui que j'ai pris moi-même, sans connaître le précédent, un an plus tard, c'est-à-dire le 5 février 1897 ; ceci seul démontre que la simulation doit être absolument écartée.

Est-ce de l'hystérie traumatique ? — Je rappelle rapidement quels sont les caractères de cette affection, qui survient indifféremment chez l'homme ou chez la femme, mais qui est certainement plus fréquente dans l'hystérie masculine.

Les personnes qui en sont atteintes sont presque toujours de jeunes adultes de 20 à 50 ans, présentant de la monoplégie se développant sur des prédisposés à l'hystérie par leurs antécédents héréditaires ou ayant eu antérieurement des accidents névropathiques non douteux. On l'a observée à la suite d'une chute, d'un tamponnement par wagon, d'un coup de tête, d'un coup de maillet sur la main ; ainsi, une femme a eu une paralysie de la main pour avoir donné une giffle à son enfant.

La monoplégie, qui est un des symptômes les plus constants de l'hystéro-traumatisme, se développe quelquefois immédiatement après le traumatisme provocateur, mais dans la plus grande majorité des cas elle n'apparaît que quelques heures ou quelques jours après lui. Dans ce cas, le membre est flasque, inerte, insensible et incapable de tout mouvement volontaire. Cette monoplégie est habituellement indolente; cependant les réactions électriques des muscles sont habituellement normales. La peau qui recouvre le membre paralysé est ordinairement anesthésique ou analgésique et le sujet présente, en outre, des stigmates de la névrose, c'est-à-dire zones hystérogènes, rétrécissement concentrique du champ visuel, hémianopsie et abolition du réflexe pharyngien. J'ai eu la bonne fortune d'en observer un cas absolument classique dans le service de médecine de l'hôpital de la Charité.

Cette paralysie hystéro-traumatique a une guérison certaine, mais rien ne peut faire prévoir sa durée. Charcot raconte qu'un de ses malades, qui avait depuis treize mois une paralysie hystéro-traumatique du membre supérieur droit, se prit un jour de querelle avec son partenaire en jouant aux dominos, et pendant la dispute les mouvements du membre paralysé revinrent subitement.

Chez notre malade, rien de semblable, car il n'a jamais

présenté de paralysie, il n'a pas de zone hystérogène et son réflexe paryngien a toujours été intact. D'autre part, il n'est point issu de souche suspecte, et rien dans ses antécédents n'autorise à penser qu'il soit sous l'influence de la grande névrose.

Sommes-nous en présence d'un tabétique ? — Chez les tabétiques, les altérations du fond de l'œil sont presque constantes ; ainsi on observe de l'atrophie grise de la papille, sans signes congestifs apparents, elle se décolore progressivement de la moitié temporale à la moitié nasale. Les vaisseaux conservent longtemps leur volume et ne décrivent pas de crochets. Bien que variable, la couleur du disque optique tranche peu sur le fond de l'œil, les bords sont nettement délimités et l'anneau choroïdien se prononce à mesure que l'atrophie s'accentue. La lame criblée devient alors apparente et les artères se rétrécissent, tandis que les veines gardent leur volume.

Le champ visuel pour le blanc et les couleurs se réduit de la périphérie au centre avec une délimitation tantôt scotome central irrégulier, tantôt concentrique, tantôt en secteur, simulant quelquefois l'hémianopsie. En général, le réflexe lumineux disparaît alors que l'accommodateur subsiste, c'est le signe d'Argyll Robertson. Ce symptôme et le myosis sont très communs dans la période préataxique.

Or, rien de tout cela chez notre malade, qui, examiné immédiatement après l'accident, n'a présenté, pas plus qu'aujourd'hui, 18 mois après l'accident, de troubles trophiques du nerf optique. On n'a jamais constaté, d'autre part, chez lui, d'anesthésie ou hypéresthésie du trijumeau, de l'insensibilité du pharynx, de la parésie de la portion bucco-palpébrale du facial, de perte des réflexes tendineux, de palpitations ou de gastralgies.

Il était toutefois intéressant de discuter ce diagnostic, étant donné que Gowers et Berger ont cité quelques cas d'hémianopsie tabétique, sans lésion bien appréciable du fond de l'œil.

Est-ce de l'amblyopie toxique ? — C'est, sans contredit, la région du Nord qui fournit le plus d'amblyopie toxique, et c'est à ce point de vue que j'ai recherché, chez notre malade, les signes de cette affection.

Les amblyopies toxiques les plus fréquentes sont celles provoquées par des excès de boissons alcooliques et par le tabac.

Elles sont caractérisées par une diminution plus ou moins considérable de la force visuelle centrale (scotome central), tandis que le champ de la vision conserve toute son intégrité. Les malades déclarent souvent que leur vue devient plus nette lorsque le jour baisse, et la perception des couleurs est troublée dans la région du scotome.

A l'ophtalmoscope, on constate une hyperhémie prononcée de la moitié nasale des papilles optiques et une décoloration blanchâtre de la moitié temporale. L'affection atteint toujours les deux yeux, et d'une façon à peu près analogue. Elle progresse très lentement, reste stationnaire et guérit, si le malade est soustrait aux influences nuisibles, à un moment où la maladie n'est pas encore très développée.

Presque chaque semaine, il m'est donné d'en observer des cas intéressants dans le service de M. le Professeur de Lapersonne.

Or, P... n'est pas alcoolique ; il n'a jamais présenté de symptôme d'intoxication par le tabac, ainsi que cela résulte de son observation. D'autre part, je n'ai pas constaté de lésion du fond de l'œil, et son acuité visuelle est normale.

J'estime, en conséquence, que ce malade est atteint d'hémianopsie inférieure d'origine cérébrale, je pourrais dire corticale.

En effet, un produit pathologique quelconque : gomme, méningite tuberculeuse, exostose de la base du crâne comprimant symétriquement les bandelettes optiques, pourrait, à la rigueur, expliquer l'hémianopsie ; mais nous savons que P... n'est, ni syphilitique, ni tuberculeux.

Une tumeur cérébrale, détruisant les fibres de la couronne rayonnante de Reil, donnerait, sans doute, le même résultat ; mais ici, rien n'autorise à penser que nous sommes en présence d'une tumeur cérébrale, l'état général du malade étant excellent.

L'hémorragie cérébrale expliquerait encore d'une façon satisfaisante les phénomènes oculaires qui nous occupent, mais nous savons que le malade n'a jamais été atteint de cette affection.

Enfin, une fracture de la base du crâne pourrait, à la

rigueur, servir de point de départ à l'hémianopsie, mais ici encore il n'y a pas eu fracture de la base, ainsi que cela résulte des renseignements très circonstanciés qui m'ont été fournis par le Docteur Ronnaux qui a opéré P...

Au début, le malade a été atteint de cécité absolue, car l'épanchement sanguin énorme produit par le traumatisme avait inhibé toute la zone psycho-optique. Mais, grâce à l'opération pratiquée rapidement et sous l'influence du traitement, les cellules nerveuses non détruites ont repris peu à peu leurs fonctions.

Je suis donc autorisé à penser que l'hémianopsie horizontale qui nous occupe est due à une destruction des cellules nerveuses de l'écorce cérébrale, symétrique des deux hémisphères au niveau des centres psycho-optiques.

ESSAI DE LOCALISATION

Et d'abord quelle est la partie de la rétine anesthésiée ?

L'œil a été comparé à juste titre à une chambre obscure munie d'un système dioptrique collecteur. Les enveloppes fibreuses (sclérotique cornée) et vasculaires (choroïde, iris) constituent les parois de cette chambre obscure; la pupille forme l'ouverture qui livre accès aux rayons lumineux. Le système dioptrique collecteur est constitué par les milieux transparents qui dirigent les images sur la rétine, membrane sensible qui s'étale au fond de la chambre obscure.

Il est facile de se convaincre que les objets extérieurs forment sur le fond de l'œil des images renversées. Pour cela, on a qu'à exposer dans un endroit obscur un œil énucléé de lapin albinos, en face duquel on dispose trois bougies en triangle. On ne tarde pas à apercevoir par transparence à travers la sclérotique, au pôle postérieur de l'œil, une image très petite et renversée des trois lumières.

On obtient les mêmes résultats avec un œil de cadavre humain, si on complète l'expérience précédente par l'enlèvement des membranes opaques à cause du pigment, et, par la fermeture des ouvertures qu'on a dû faire, avec un verre dépoli ou du papier translucide.

Les images qui se peignent renversées sur la rétine sont ensuite redressées psychiquement et la physiologie est impuissante à en donner l'explication.

Or, notre malade accusant des sensasions visuelles dans la moitié supérieure de la rétine, il résulte des principes sus-énoncés que c'est la partie inférieure de cette membrane qui est restée sensible. Mais si nous ne connaissons pas d'une façon absolue le trajet intra-cérébral des fibres optiques du pulvinar à l'écorce cérébrale, il ressort toutefois des expériences de Munck que la moitié supérieure de la rétine est inervée par les parties antérieures des centres psycho-optiques, et, la moitié inférieure par la partie postérieure des mêmes centres.

Il en résulte que chez notre malade, une partie nettement limitée de l'écorce cérébrale doit avoir été détruite par le traumatisme, mais en l'absence d'autopsie, il est bien difficile de savoir d'une façon précise le siège de la lésion sur lès circonvolutions cérébrales.

Ce point resté obscur serait sans aucun doute très intéressant à élucider au point de vue des localisations cérébrales. J'ai, dans ce but, tenté quelques recherches sur le cadavre, en m'attachant à reproduire exactement la forme, l'étendue et l'orientation du traumatisme subi par le malade qui nous occupe, tout en ne me dissimulant point les imperfections de la méthode.

Après avoir dessiné au bistouri la plaie sur la peau du

crâne, j'ai mis à nu les os sous-jacents, et, avec un perforateur, j'ai pratiqué une série de trous circonscrivant la plaie, dans lesquels j'ai plongé une broche de fer rougie. J'ai ensuite enlevé le cerveau et j'ai pu constater que les parties atteintes étaient tout spécialement les *première et deuxième pariétales des deux hémisphères à peu près symétriquement.* La plaie corticale mesurait environ six centimètres carrés et était située à quatre centimètres de scissure perpendiculaire externe pour l'hémisphère gauche et à trois centimètres pour l'hémisphère droit ; les bords latéraux à trois millimètres du pli courbe. Les lobes occipitaux n'étaient point atteints.

Je regrette que le temps ne m'ait pas permis de reproduire chez les animaux les expériences de Munck, en produisant un traumatisme ayant certaine analogie avec celui de notre malade.

CONCLUSIONS

Bien que très rare, il ressort clairement des observations de Wiethe, Mauthner, Schweigger et de celles que j'apporte au débat, que l'hémianopsie horizontale est un symptôme morbide indiscutable, distinct de l'hémianopsie verticale par sa pathogénie, tout au moins, corticale.

Mon travail a eu surtout pour but de mettre en lumière un fait clinique, observé avec soin, pendant de longs mois, ayant la précision d'une expérience physiologique et présentant les caractères indiscutables de l'hémianopsie horizontale d'origine centrale. Je serais heureux s'il pouvait contribuer à faire admettre définitivement l'existence de ce symptôme contesté, bien à tort, jusqu'à ce jour, par nos meilleurs auteurs.

INDEX BIBLIOGRAPHIQUE

A. VATER & CH. HEINICKE. — Dissertatio qua duo vis us rarisssima vitia alterum dimidiati, alterum duplicati, anatomice et physiologice exponuntur. Vittemberg, 25 mai 1723.

WALLASTON. — Sur la semi-décussation des nerfs optiques, 1824.

DE GRAEFE. — Névro-rétinite descendante consécutive à un état pathologique, *in* Gaz. hebd. méd. chir., t. VII, 1860.

CHARCOT. — Leçons sur les localisations, 1875.

CH. ABADIE. — Recherches cliniques sur l'amblyopie congénitale, 1874.

SCHWEIGGER. — Hémiopie et affections du nerf optique. Arch. für opht., t. XXII, 1873.

GALEZOWSKI. — *Passim*, dans différentes thèses.

CHARCOT & LANDOLT. — Amblyopie hystérique. Arch. de physiologie, 1875.

WIETHE. — Arch. für Augenh., XIII, N° 4.

MAUTHNER. — Zür casuisticke der Amaurose, hémiopie, Œstreich Zeitschr. für Prakt. Heilk., Wien, 1872.

MUNCK. — Arch. für Anatomie, 1879.

PITRES. — Leçons cliniques sur l'hystérie et l'hypnotisme, 1891.

PANAS. — Traité des maladies des yeux, 1894.

DE LAPERSONNE. — Leçons professées dans le semestre 1896-1897 à la clinique ophtalmologique de l'hôpital Saint-Sauveur.

Lille. Imp Camille Robbe.

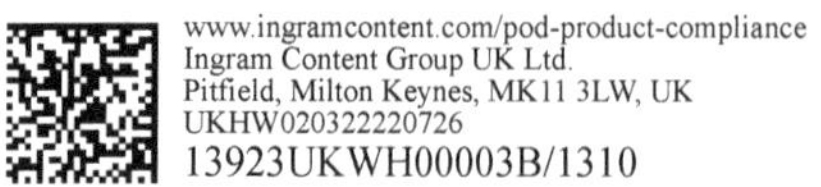

www.ingramcontent.com/pod-product-compliance
Ingram Content Group UK Ltd.
Pitfield, Milton Keynes, MK11 3LW, UK
UKHW020322220726
13923UKWH00003B/1310